DE L'ÉRUPTION

DES

DENTS DE LAIT

ET DES

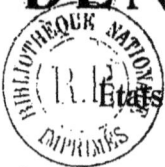

Etats pathologiques de l'Enfance

DITS

ACCIDENTS DE LA PREMIÈRE DENTITION

PAR

RICHARD POULET

Chirurgien - Dentiste

Diplômé de la Faculté de Médecine de Paris

Prix : O fr. 75

CHALON - SUR - SAÔNE

IMPRIMERIE FRANÇAISE ET ORIENTALE E. BERTRAND

5, Rue des Tonneliers, 5

1910

FRAGMENT D'UNE CONFÉRENCE

FAITE PAR

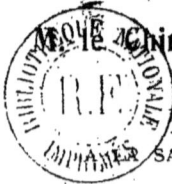

Mon Chirurgien-Dentiste RICHARD POULET

le 17 Février 1909

SALLE DES FÊTES DE L'HÔTEL DE VILLE
DE CHALON-SUR-SAÔNE

sous les auspices de la Société des Amis de l'Instruction

MESDAMES, MESSIEURS,

Je vous ai parlé l'année dernière de la composition anatomique des dents, de l'importance de leur rôle physiologique, des diverses maladies qui peuvent les altérer et des ressources qu'offrait l'art dentaire pour les combattre et l'hygiène buccale pour les prévenir. J'ai eu le plaisir de constater que mes conseils n'avaient pas été perdus pour tout le monde et que le plus grand nombre de mes auditeurs en avaient fait leur profit. Ces résultats encourageants, la sollicitation de la Société des Amis de l'Instruction et celle de quelques-uns d'entre vous m'ont décidé à venir, cette année encore, faire de mon mieux pour vous intéresser et, si je le puis, pour vous être utile.

Pour remplir ce double but, je n'ai pas eu à chercher longtemps mon sujet : la dentition des enfants me semblait toute indiquée. Et tout de suite, en entrant dans cette salle, je me suis applaudi de ce choix. Tant de dames présentes à cette conférence me montrent que j'ai été bien inspiré. Je ne vous cacherai pas que j'en éprouve un réel sentiment de joie. Car, oublieux du bon accueil que vous m'avez fait l'an dernier, je faisais encore dernièrement de tristes réflexions.

Un dentiste n'est guère un personnage intéressant, me disais-je. On va le trouver lorsqu'on ne peut faire autrement. Combien viennent en tremblant jusqu'à sa porte, sonnent timidement et s'enfuient aussitôt à toutes jambes. Pourquoi venir l'écouter, puisque sa vue seule est une gêne ? Pour les uns, c'est un rappel de minutes douloureuses, pour les autres c'est comme une menace pour des jours peut-être prochains...

Ah! si au lieu de parler de la dentition des enfants, on devait discuter des travestis du prochain mardi-gras, il y aurait certainement une foule de dames attentives devant le conférencier, qui ferait chatoyer devant leurs yeux, grands ouverts sur d'imaginaires séductions, des cascades de surrah, de linon et de mousseline. — Je m'étais donc inquiété à tort, et je vous en demande humblement pardon. J'au-

rais dû penser, et je saurai désormais que vous
êtes mères avant tout, et que rien de ce qui
intéresse vos enfants ne vous laisse indiffé-
rentes.

Or, parmi les mille soucis, Mesdames, de
votre sollicitude toujours inquiète, la dentition
de vos chers bambins se place sans conteste au
premier rang. Combien de vous ont passé des
nuits au chevet d'un gentil bébé que brûlait la
fièvre! Essayez de vous souvenir... Vous vous
revoyez, penchée sur le berceau blanc... la lumière voilée de la lampe jette dans la chambre
une clarté sinistre... Il semble que dans chaque
pli des petits rideaux la mort sournoise se
cache, prête à bondir... Rappelez-vous le cau-
chemar de cette interminable nuit, où vous avez
cru mourir cent fois en voyant haleter le petit
être, en tâtant son poignet brûlant où le sang
soulevait la fine peau blanche, faisait battre le
pouls follement, comme une montre détraquée.
Enfin le jour arrive. Le médecin vite mandé
vous rassure tout de suite. C'est une dent qui
vient de percer. Ce n'est que cela, mais quelle
alerte!

Plus tard, Mesdames, combien de vous ont
partagé les pleurs de leur enfant souffrant
d'une dent cariée! Vous vous rappelez l'énervement du cher bambin, sa maussaderie, ses cris
perçants. Encore une fois Bébé est fiévreux, malade. Plus de sourires, plus de risettes, il pleure

et geint. Et votre inquiète tendresse redoute les pires complications.

De tels maux sont-ils évitables? Vous êtes venues l'apprendre, — et je vais essayer de vous le prouver. Je vous parlerai donc de la dentition des enfants. Je vous dirai comment se fait l'éruption des dents de lait et les accidents auxquels elle peut donner lieu. Je vous indiquerai les maladies qui peuvent les atteindre et la façon d'y remédier. Enfin, je vous dirai comment vous pouvez assurer à vos enfants une dentition saine. Un mot encore avant d'entrer en matière. Je vous demande toute votre indulgence pour la forme de cette causerie. Je ne suis pas un littérateur, et je ne cisèle ni émaux ni camées... je ne cisèle que l'émail des dents. Pour bien dire, il faut du talent et surtout du temps. Tout cela me manque, malheureusement. Je vous en prie donc : ne voyez en moi qu'un praticien aimant son art, et soucieux de se faire comprendre en s'exprimant le plus simplement possible.

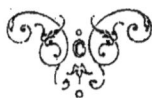

De l'éruption des Dents de lait

ET DES ÉTATS PATHOLOGIQUES DE L'ENFANCE

DITS

ACCIDENTS DE LA PREMIÈRE DENTITION

Les dents de lait, au nombre de 20, font leur éruption de 6 mois à 3 ans. Pour la commodité de la description, on peut les diviser en 5 groupes de 4 dents chacun : les incisives centrales, les incisives latérales, les canines, les premières molaires et les deuxièmes molaires de lait. On peut également admettre que les dents de chacun de ces groupes font leur éruption ensemble ou à un intervalle très rapproché variant de 15 jours à 6 semaines, et que chaque groupe sort tous les 6 mois.

Nous avons ainsi :

De 6 à 7 mois		éruption des incisives		centrales.
» 12	13	—	—	— latérales.
» 18	20	—	—	premières molaires de lait.
» 24	26	—	—	canines.
» 30	32	—	—	deuxièmes molaires de lait.

Ces dates sont absolument arbitraires et n'indiquent qu'une moyenne, elles peuvent être avancées ou retardées. Il n'est pas rare de voir des enfants naître avec une ou deux dents, tandis que d'autres n'ont leur première dent qu'à 15 ou 18 mois.

A notre époque de science et de lumière, il ne vient à l'idée de personne de prêter beaucoup d'attention à un fait aussi simple : Votre fille est née avec une dent ; la mienne n'avait pas une quenotte dans le petit écrin rose de sa bouche. Et voilà tout. La maman de la première tirera sans doute vanité de la supériorité précoce de son enfant, mais là s'arrêteront les proportions de cet évènement. Autrefois il n'en n'était pas de même. — Lorsqu'un enfant venait au monde avec une dent, il ne changeait pas le sort du monde, comme l'aurait fait volontiers le nez de Cléopâtre, mais il faisait à sa manière son petit effet. On considérait la précocité de l'intéressant bambin comme un mystérieux présage, heureux ou malheureux suivant les interprétations que l'on ne manquait pas de présenter. Par un sophisme analogue à celui qui accordait aux comètes une si réelle influence, — *post hoc, ergo propter hoc,* — la présence du petit être en tel et tel endroit ne manqait pas, paraît-il, d'être bienfaisante ou néfaste. Et les vieilles commères, et les astrologues, hochaient la tête savamment. On étayait sur des faits précis l'une ou l'autre opinion et il faut bien croire que l'esprit populaire accorda créance à de telles observations, à en juger par les listes qu'on en dresse : Guillaume le Bâtard, Louis XIV et Napoléon, qui vinrent au monde avec des dents, furent de grands conquérants ; Curius Dentatus et Mirabeau, non moins privilégiés à leur naissance, furent deux orateurs de génie. Il est vrai, par contre, que Papirius Cursor, né avec une dent, ne fut jamais un brillant citoyen.

Il y a le pour et le contre. Libre à vous, Mesdames,

si vous avez le bonheur d'avoir un fils qui partagea avec de si illustres bouches l'honneur de naître avec une dent, d'en tirer les horoscopes les plus flatteurs pour l'avenir.

En réalité, la poussée trop hâtive des dents de lait n'a guère d'inconvénient que pour la nourrice, qui éprouve une gêne douloureuse à allaiter un enfant naturellement disposé à mordre ; la poussée trop tardive, qui peut être regardée comme un signe de rachitisme si l'hérédité n'en est point la cause, doit faire reculer la date du sevrage, car il ne faut pas nourrir un enfant avec des aliments solides tant que son système dentaire n'est pas capable de les broyer.

La sortie d'une dent comprend 3 périodes :

1° Une période intra-maxillaire pendant laquelle la dent est cachée dans la profondeur de l'os ;

2° Une période d'éruption pendant laquelle la dent fait éclater la muqueuse qui la recouvrait, pour faire saillie à l'extérieur ;

3° Une période extra-maxillaire pendant laquelle la dent ayant fait son éruption continue à grandir jusqu'à ce qu'elle ait atteint ses dimensions normales.

Pendant les deux premières périodes, on remarque chez la plupart des enfants certains troubles des systèmes digestif, respiratoire, nerveux et cutané.

Ces troubles que l'on dénomme, à tort ou à raison, *accidents de la dentition*, ont donné lieu à de très nombreuses explications et l'opinion médicale est encore loin d'être faite à leur sujet.

Avant de vous exprimer une opinion, je tiens à vous faire connaître les deux théories principales en conflit : la théorie hippocratique qui attribue sans

hésitations tous les états pathologiques de l'enfance
à la dentition, et la théorie de Magitot qui prétend,
non moins formellement, que celle-ci leur est complètement étrangère. Et si, par hasard, je puis montrer
que les dents n'ont pas toute l'influence que l'on croit
sur les maladies de l'enfance, les mamans toujours in-
quiètes auront peut-être moins peur de leur effrayant
fantôme : la dentition, sachant enfin que l'on peut
éviter les troubles dont elle s'accompagne et qu'elles
ont mieux à faire qu'à répéter sans cesse, lorsque
Bébé tousse, vomit, s'agite et pleure : Ce sont les
dents, laissons-les pousser. Et je sais plus d'un papa
à qui sourira la perspective de bonnes nuits calmes,
moins troublées par de multiples et bruyants soli.

Les auteurs anciens avaient pour habitude d'attribuer à l'éruption des dents de lait toutes les mani-
festations pathologiques des différents systèmes se
produisant à cette époque. Les troubles de l'appareil digestif, tels que la diarrhée et le vomissement ;
du système nerveux, tels que les convulsions et
la méningite ; de l'appareil respiratoire, tels que la
toux, la bronchite et la pneumonie, n'avaient pour
eux pas d'autres causes. Ils attribuaient même à la
dentition les érythèmes et les éruptions diverses, qui
se produisent du côté du système cutané, tels que
l'urticaire, l'eczéma et l'impétigo. Ainsi, d'après
eux, l'éruption des dents causerait un trouble suffi-
sant dans l'économie pour expliquer toutes ces mani-
festations.

La théorie hippocratique régna sans conteste jusqu'au commencement du siècle dernier. Pourtant,

vers 1743, Bunon, dentiste de Mesdames de France, s'élevait timidement contre les préjugés régnants et restreignait déjà le nombre des accidents que l'on pouvait attribuer à la dentition.

La réaction commencée chez nous fut continuée en Allemagne par Wichmann, en 1800, puis par Brefeld, en 1840. Enfin Politzer, en 1874, osa s'élever catégoriquement contre les idées hippocratiques : *On répète souvent, dit-il, que la dentition et une nourriture mal appropriée causent habituellement la diarrhée des enfants. La nourriture mal appropriée la cause seule ; jamais, au grand jamais, la dentition ne la produit.*

Politzer n'admet pas non plus les convulsions, les phénomènes infectieux ou réflexes. Ses conclusions sont précises et radicales : « *Quand on ne trouve pas autre chose que la dentition, on ne doit pas encore admettre qu'elle est la cause plausible du mal, et se contenter de dire qu'on est en présence d'accidents de dentition ; parce qu'un diagnostic doit reposer avant tout sur les phénomènes frappants d'une maladie et non sur sa cause... Pour éviter les erreurs graves et leurs conséquences, il faut bannir de la clinique, et même des livres, tout ce qui touche aux maladies dites de dentition, et jusqu'à leur nom* [1]. »

Malgré tout, les idées hippocratiques avaient encore pour adeptes la presque totalité du monde médical, lorsqu'en 1880, parut le mémoire de Magitot, dont les conclusions étaient aussi précises et aussi décisives que celles de Politzer, car il concluait que « *la première dentition si communément invoquée dans l'explication des affections les plus diverses de la première enfance*

---

1. Ueber die de Dentitione zugeschriebenen Krankh., *Wien. med. Wochenschr.*, 1874.

*devait être considérée comme leur étant absolument
étrangère*[1]. »

De ces deux théories diamétralement opposées,
laquelle peut nous satisfaire?

Il y a certes beaucoup de présomption de ma part
à discuter d'un point sur lequel les cliniciens les plus
autorisés ne sont pas tous d'accord; mais puisqu'il
y a deux opinions en présence, force m'est bien
d'examiner leur valeur avant d'en approuver une,
et, si elles ne nous satisfont point, de chercher une
idée meilleure.

Depuis des siècles, on a coutume d'attribuer à la
dentition toutes les maladies de l'enfance. Les prati-
ciens les plus réputés ont dit et répété, avec Daniel
Sennert il y a 200 ans, que *les parents ne pouvaient se
réjouir franchement de l'existence de leurs enfants tant
que leurs dents n'étaient pas sorties*, et avec Underwood,
le célèbre médecin anglais de la fin du XVIIIe siècle,
que *le temps de la dentition était le plus important de
toutes les périodes de l'enfance, qu'il était une source
considérable de maladies et de dangers*.

Pourtant, si l'on admet que la formation des dents
et leur éruption doivent nécessairement troubler l'état
général, il faut admettre que tout enfant âgé de moins
de 3 ans est un malade, ce qui est absurde; il faut
admettre aussi qu'il ne peut y avoir de santé parfaite
avant 20 ou 25 ans, c'est à dire avant l'éruption de la
32e dent.

Si la poussée d'une dent de lait pouvait occasionner
des troubles circulatoires, respiratoires et digestifs

1. *Archives générales de médecine*, 1880, t. 2, p. 166.

uniquement parce que la dent doit traverser en quelques jours un os et une gencive résistante, la poussée d'une dent permanente occasionnerait les mêmes accidents ; car, bien souvent, elle doit accomplir un travail identique à celui des dents de lait, lorsque ces dernières ont été arrachées prématurément, et que l'os et la gencive sont cicatrisés ; en tous cas, les 12 grosses molaires, qui sont permanentes d'emblée, font leur éruption de la même façon que les dents caduques, sans jamais, du moins pour les dents de 6 et de 12 ans, occasionner le moindre accident sur l'état général.

L'opinion hippocratique repose donc uniquement sur cette constatation qu'il est d'usage de voir les enfants âgés de moins de 3 ans grognons, indisposés, quelquefois même gravement malades, — que cet état cesse habituellement en même temps que la poussée des dernières molaires de lait, — et que, correspondant à l'éruption des dents caduques, il est manifeste que celle-ci en est la cause directe.

Comme je l'ai déjà dit, cette constatation ne repose pas sur des données assez précises pour permettre de formuler un diagnostic aussi radical. J'admets volontiers, avec Underwood, que l'époque qui correspond à la poussée des dents de lait, est continuellement troublée par des maux sans nombre ; mais je crois qu'il est facile de leur trouver une autre cause que l'éruption dentaire. — Pour cela, si vous le voulez bien, nous allons passer en revue quelques cas, banals tant ils sont fréquents, mais instructifs :

Voici un enfant qui a bien mauvaise mine pour ses 10 mois. Au lieu d'un petit être gai, remuant, éveillé, nous avons un pauvre malade qu'affaiblissent de plus en plus les vomissements et la diarrhée. Informons-nous près des parents : Ah ! mon bon Monsieur, ne m'en parlez pas ; nous en sommes désolés, mon homme et moi. Et dire que c'était un si bel enfant ! A 6 mois il mangeait une tranche de saucisson et buvait un doigt de vin comme un ancien. Ce sont ses maudites dents qui lui ont détraqué l'estomac. Depuis qu'elles poussent, il ne digère plus rien. — Mais, objectons-nous, ne serait-ce pas plutôt le saucisson et le doigt de vin ? — Pas du tout, ce sont les dents !

Il ne ferait pas bon discuter et ce n'est ni vous ni moi qui changerions les convictions de cette brave dame. Essayons ailleurs.

Voici précisément une jeune maman bien inquiète d'entendre tousser sans cesse son petit enfant. Qu'a donc ce pauvre bébé ? — Le cher enfant, il avait naguère une santé si robuste. Je l'emmenais avec moi partout. Si vous l'aviez vu pour la foire de la Saint-Jean, comme il riait d'aise en voyant tourner le soir les lumières des chevaux de bois. Et brave déjà ! Au feu d'artifice du 14 Juillet, il n'a pas eu peur ni des pétards ni des fusées. Mais à ce moment ses premières dents sont sorties, et depuis ce temps la toux ne l'a plus quitté. Ne croyez-vous pas plutôt que l'air frais du soir et la brise de la Saône..... ? — Il faisait chaud comme en plein jour. Ce n'est pas l'air, ce sont les dents.

Insister serait évidemment superflu.

Tout le monde connaît les jolis vers de Victor Hugo sur le « pain sec » de sa petite-fille :

J'allai voir la proscrite en pleine forfaiture,
Et lui glissai dans l'ombre un pot de confiture.

A 10 mois, on ne mange pas de tartines, mais, sous une autre forme, le même cas se produit avec d'autres conséquences.

Je connais une maman qui soignait sa fillette méthodiquement et en observant scrupuleusement les prescriptions de son médecin, mandé à la moindre alerte. L'enfant avait une excellente nourrice qui ne lui donnait le sein qu'à des heures fixes et pendant un temps limité. Pourtant la fillette tomba malade. Comme ses dents poussaient, on n'appela même pas le docteur et l'on prononça bien vite le fatidique jugement : Ce sont les dents, il n'y a rien à faire..... Mais la maman n'avait pas toujours surveillé la nourrice. Bien souvent celle-ci a donné du sucre d'orge à son nourrisson, pour le faire rester tranquille pendant qu'elle bavardait au square avec ses payses. Les grands-parents eux-mêmes se sont moqués des prescriptions du docteur. Persuadés que sa méthode était ridicule, ils ont profité des heures où l'enfant leur était confié, pour le bourrer de friandises. Depuis ce moment, Bébé vomit et pleure : ce sont ses dents.

En réalité, on est en droit de croire que les états pathologiques si fréquents pendant le jeune âge relèvent presque toujours de la mauvaise alimentation. On pense, dans le public, qu'un enfant sera d'autant plus fort et d'autant plus gaillard qu'il pourra de bonne heure absorber les aliments les plus divers et les boissons les plus variées. Cette idée est implantée si profondément dans les esprits qu'il est difficile de l'en déraciner. On sait qu'il ne faut pas faire brouter les veaux et les moutons de trop bonne heure si l'on en veut faire du beau bétail, qu'il ne faut pas trop donner de viande aux jeunes chiens parce que cela les rend galeux et leur fait prendre la maladie. Mais ce que l'on admet volontiers pour les veaux, les moutons et les petits chiens, on ne l'admet point pour les enfants. A 5 ou 6 mois, quelquefois beaucoup plus tôt, on commence à les gaver de friandises de toutes sortes; et peu après, leur estomac ne fonctionne plus. Et comme ce moment coïncide avec l'éruption dentaire, on ne manque point de s'écrier aussitôt : Ce sont les dents.

On peut donc discuter et même réfuter l'opinion hippocratique.

Mais si déjà nous pouvons penser que les maladies de l'enfance sont souvent, sinon presque toujours étrangères à l'éruption des dents, il est pourtant difficile d'admettre avec Magitot, que l'éruption dentaire étant un acte purement physiologique ne peut donner lieu qu'à des accidents locaux. L'expérience prouve, en effet, que certains accidents généraux sont liés si intimement à l'éruption que l'on ne peut leur attribuer d'autres causes.

Comment l'éruption d'une dent peut-elle donc occasionner ces troubles? L'explication en est facile.

Lorsque la dent est sur le point de faire son apparition, il peut se faire que la gencive déjà très amincie offre encore suffisamment de résistance pour ne pas se laisser traverser complètement par la dent en voie d'éruption, elle est alors si fortement tendue au-dessus d'elle qu'elle se fendille de fissures imperceptibles, mais pourtant suffisantes pour que les microbes puissent y pénétrer en foule. On remarque bientôt à ce niveau la rougeur et le gonflement de la gencive;

un véritable abcès, accompagné d'une suppuration plus ou moins abondante, se forme.

Si vous avez éprouvé quelquefois les douleurs occasionnées par un abcès dentaire en formation, vous devez en conserver un pénible souvenir. Pendant tout ce temps, vous n'avez pu toucher un aliment solide, car le moindre attouchement sur la dent malade vous occasionnait une douleur atroce ; vous n'avez pu dormir, car les douleurs s'exaspéraient dès que vous étiez au lit ; votre énervement était extrême, et peu s'en fallait que vous ne prissiez de véritables crises. Aussi êtes-vous très vite tombé dans un état de dépression presque alarmant.

Il est facile de comprendre que ce qui peut modifier ainsi votre état général à l'âge adulte, peut provoquer chez un petit être âgé de 6 à 20 mois, des conséquences beaucoup plus graves. Il n'y a rien d'étonnant que, par suite de la difficulté à prendre le sein ou des aliments solides, il ait des troubles digestifs ; que la douleur lui occasionne comme à vous, de véritables accès fébriles, et, s'il s'y trouve prédisposé par un état constitutionnel, qu'il ait même des convulsions.

Ainsi peut-on facilement expliquer tous les accidents provoqués par la dentition. *L'infection en est la seule et unique cause*[1]. C'est elle qui détermine les accidents locaux et les accidents généraux qui les accompagnent. Plus les accidents locaux sont étendus, et plus les accidents généraux peuvent être graves ; cette gravité dépend, du reste, en grande partie de l'âge et de la constitution du petit malade. Selon que

1. Cruet, *Hygiène et thérapeutique des maladies de la bouche.*

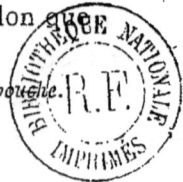

l'enfant est chétif ou vigoureux, les complications sont plus ou moins à craindre.

Lorsqu'on se trouve en présence d'une maladie quelconque de l'enfance, il faudra donc toujours s'assurer s'il y a dans la bouche quelques lésions locales ayant occasionné un petit foyer infectieux. Pour que l'infection s'établisse, et qu'un abcès se produise, il n'est pas nécessaire qu'il y ait une dent en éruption. Il suffit qu'il y ait dans la bouche des aphtes ou une ulcération quelconque. Celles-ci sont malheureusement trop fréquentes, grâce à la déplorable habitude que l'on a, de donner à sucer aux enfants de petits hochets de métal sur lesquels ils pressent leurs gencives. Cet examen n'est pas toujours facile, j'en conviens, il est néanmoins indispensable. Si l'on ne trouve ni lésions, ni abcès, on pourra penser que la cause de la maladie est totalement étrangère à l'éruption des dents.

De ces considérations, il résulte manifestement que l'hygiène buccale peut jouer un rôle considérable pour prévenir les accidents locaux et généraux de l'éruption.

Pour que ces accidents se produisent, il faut deux facteurs indispensables : des microbes et une porte d'entrée.

Tout le monde a des microbes dans la bouche, et les enfants tout autant, sinon plus que les adultes, car leur salive peu abondante est impuissante encore à empêcher le développement des bactéries. Il est donc inutile de chercher à les supprimer complètement, ce serait peine perdue, il suffira de veiller à ne pas en augmenter le nombre. Pour cela, il faudra que l'en-

fant soit allaité par une nourrice saine. Celle-ci ne lui
donnera le sein qu'après l'avoir lavé avec de l'eau
bouillie, puis avec un tampon de ouate imbibé d'un
peu d'alcool à 90°. Si l'enfant est élevé au biberon, il
faudra prendre les précautions les plus rigoureuses.
Le flacon devra être stérilisé dans l'eau bouillante, à
chaque usage, pour y éviter les dépôts de lait qui sont
des nids à microbes. Les mêmes précautions seront
prises pour la tétine. On proscrira impitoyablement
les tétines à long caoutchouc qui sont également de
véritables foyers microbiens, en raison des dépôts de
lait qui s'y accumulent, et des difficultés que l'on a à
les stériliser complètement.

Pour éviter les ulcérations, il ne faudra jamais
laisser entre les mains de l'enfant d'objets durs, quels
qu'ils soient. L'enfant a pour habitude de porter à sa
bouche et de mâcher tout ce qu'il peut saisir. On croit
généralement que cette mastication aide à l'éruption
des dents et peut en devancer la date. Il n'est peut-être
pas d'enfant qui n'ait reçu en cadeau un hochet d'ar-
gent ou d'or, plus ou moins bien ciselé et orné de pe-
tites clochettes. Quand on vous fera de semblables
cadeaux pour vos bébés, remerciez le généreux dona-
teur, mais, dès qu'il aura le dos tourné, fermez à
jamais dans votre tiroir le plus secret ce jouet si nui-
sible.

Les mamans qui n'ont pas le bonheur d'allaiter
elles-mêmes leurs enfants et qui sont obligées d'avoir
recours à une nourrice, devront lui recommander
d'observer soigneusement ces prescriptions. Elles
veilleront elles-mêmes à être obéies, — ce qui n'est pas
toujours facile. Comme il est d'usage d'offrir une robe
à la nourrice lorsque Bébé a sa première dent, il n'est

pas de procédés barbares qu'elle n'invente dans l'espoir de faire avancer cet heureux jour.

Les bâtons de guimauve et tous les objets destinés à ramollir ou à percer la gencive sont aussi nuisibles que les hochets. L'enfant, en les mordant sans cesse, ne fait que provoquer des ulcérations de sa gencive, ulcérations qui se transformeront plus tard en foyers infectieux.

Tout en prenant ces précautions, il faut regarder de temps en temps la bouche de l'enfant. Si l'on y remarque des aphtes ou une ulcération quelconque, on cherchera à aseptiser la plaie en la touchant avec un linge propre imbibé d'une solution de borate de soude à 5 %; on pourra également y appliquer avec un pinceau un collutoire au borax (miel et borax à parties égales).

Si, malgré ces précautions, l'éruption d'une dent donnait lieu à des phénomènes inflammatoires, et qu'un abcès se forme au sommet de la dent faisant son éruption, il faudrait immédiatement ouvrir cet abcès avec la pointe d'un bistouri. Cette petite opération demande à être faite avec beaucoup de soins. On entoure d'une bandelette presque jusqu'à la pointe un bistouri à lame étroite, de façon à ne pas blesser l'enfant avec le tranchant de cette lame. On incise la gencive, assez profondément pour sentir l'émail de la dent, mais pas plus avant car on risquerait d'endommager ce tissu qui n'est pas encore bien dur, et l'on occasionnerait ainsi une carie de la dent qui apparaîtrait presque aussitôt après l'éruption.

Chaque sorte de dent demande une incision spéciale. Pour les *incisives*, un simple trait au-dessus du tranchant de la dent suffit. Les *canines* ayant une forme

conique continuent à presser la gencive même après
l'apparition de leur pointe, il faut donc les inciser des
deux côtés de la dent, en avant et en arrière. Les *molaires* demandent une incision en forme de croix. Il
n'est pas toujours facile de pratiquer cette petite opération sans blesser l'enfant avec la pointe du bistouri.
Pour remédier à cet inconvénient, j'ai imaginé un petit
appareil d'une très grande simplicité. Il consiste en un
doigt de caoutchouc vulcanisé, portant à son extré-
mité une lame d'acier d'un demi-millimètre environ,
cette lame a une forme déterminée pour chaque sorte
de dent à inciser. Le médecin passe ce doigt à l'extré-
mité de son index et l'introduit dans la bouche de
l'enfant. Il n'a plus qu'a presser légèrement sur l'endroit à inciser. Cette opération faite, on pratique de
petits lavages antiseptiques sous la gencive. Cette intervention suffit pour amener rapidement la cessation
des accidents.

Si les phénomènes généraux persistaient, il faudrait en chercher la cause ailleurs que dans l'éruption.

Il ne faut pourtant pas croire que l'on doit inciser systématiquement les gencives au niveau des
dents en éruption, sous prétexte d'éviter des accidents
qui ne se sont encore point produits. Cette pratique
n'offrirait que des inconvénients sans avoir d'avan-
tages. L'intervention est seulement utile lorsque la
dent visible sous la gencive semble ne pas pouvoir
achever seule son éruption.

Je me suis étendu un peu longuement sur les accidents de la dentition, et pourtant il me resterait
beaucoup à dire sur ce sujet. Mais la durée de ma conférence est strictement limitée, et je m'aperçois que j'ai
déjà empiété sur le temps qui m'était accordé. Je

l'écourterai donc un peu, afin de pouvoir vous indiquer tout à l'heure les soins que vous devez apporter à la dentition de vos enfants, lorsque celle-ci a fini son éruption. — J'ai tenu à en consacrer une grande partie aux accidents de l'éruption, parce que je tenais à vous faire comprendre que vous leur attribuez presque toujours à tort une foule de maux auxquels ils sont complètement étrangers.

Des milliers d'enfants meurent chaque année qu'on aurait pu sauver, si, au lieu de maudire leurs dents, on avait consulté un médecin qui aurait soigné la bronchite, la rougeole ou l'embarras gastrique qui a causé leur mort.

En réalité, les dents de vos enfants ne doivent guère vous préoccuper avant le moment où elles sont susceptibles d'être altérées par la carie dentaire. C'est à cette époque seulement, c'est-à-dire à partir de la deuxième année, que vous devez les surveiller avec le plus grand soin.

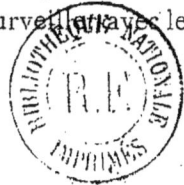

Chalon-s.-Saône. - Imprimerie Française et Orientale, E. BERTRAND 12427